Dieta Cetogénica

I0136088

La mejor dieta baja en carbohidratos para aumentar el
metabolismo y la quema de grasa

*(Su guía complete para perder peso rápidamente y tener
una energía increíble)*

Joaquim Valenzuela

TABLA DE CONTENIDOS

¿Cómo Se Puede Prevenir Y Revertir El Daño Causado Por La Inflamación?

La inflamación se reduce adoptando prácticas de estilo de vida saludable, como ejercicio regular, no fumar, mantener un peso saludable y minimizar el estrés.

Sin embargo, el factor más importante para combatir la inflamación es la dieta diaria. Las elecciones dietéticas tienen un impacto dramático en el proceso de inflamación, a menudo de formas que tal vez no sospeche.

Es posible que ya tenga cuidado con lo que come, evitando los carbohidratos refinados, minimizando las grasas saturadas, etc.

Pero otros conceptos populares de dieta y nutrición, incluso los mejores, no lo protegen adecuadamente contra la inflamación.

Si ya cuida su nutrición, es posible que solo necesite hacer algunos ajustes menores (pero a menudo sorprendentes) en su dieta. Y si no es el momento de comenzar a comer más saludable, no se preocupes.

Para lograr una dieta sana y equilibrada que reduzca la inflamación, es posible que deba realizar cambios más significativos en sus hábitos alimenticios. Es posible que deba realizar cambios más sustanciales en sus hábitos alimenticios, y así conseguir una dieta saludable, equilibrada y que reduzca la inflamación.

Los alimentos afectan la respuesta inflamatoria del cuerpo de formas sorprendentes y complejas.

Algunos alimentos tienen una combinación de efectos inflamatorios y antiinflamatorios.

Otros tienen efectos variables en función de lo que se consumen. Existen al menos dos docenas de factores diferentes que determinan si un alimento en particular contribuye a la inflamación en el cuerpo, la mayoría de los cuales no se encuentran en la etiqueta nutricional estándar. Quizás es por eso que las pautas dietéticas descritas en otros libros sobre inflamación han tendido a ser demasiado restrictivas, complicadas, poco claras o difíciles de seguir. Es un problema complicado.

Algunas inflamaciones crónicas son más notorias que otras. Si tiene artritis, asma o alergias, ya es muy consciente de la inflamación en su cuerpo. Pero hay otra forma de inflamación más peligrosa: una inflamación silenciosa e invisible que puede atacar sus células, vasos sanguíneos y órganos durante años sin causar el menor síntoma. Sin embargo, con el tiempo, el daño puede manifestarse como enfermedad cardíaca, enfermedad de Alzheimer o malignidad.

Todo el mundo es susceptible a esta forma de inflamación por las razones que se discutirán en breve. Y si tiene sobrepeso, su riesgo aumenta. Este capítulo le enseñará cómo determinar su nivel de inflamación sistémica. Más importante aún, aprenderá lo que puede hacer para reducir el riesgo de enfermedades relacionadas con la inflamación.

En el momento y lugar adecuados, por supuesto, la inflamación es algo bueno y necesario: un sistema ingenioso que tiene el cuerpo para protegerse de las infecciones y curarse de las lesiones.

La opinión de un cardiólogo sobre la dieta Keto

Hay una pregunta que circula en Internet que tiene un espectro de respuestas: ¿Es saludable la dieta cetogénica?

Si bien es cierto que una dieta baja en carbohidratos y alta en grasas puede ayudar a perder peso, lo hace solo de forma limitada. no se han realizado estudios clínicos aleatorios a largo plazo para ayudar a determinar los efectos a largo plazo en el cuerpo. La mayoría de los estudios hasta la fecha son de menor escala y están llenos de aspectos positivos y negativos. Algunos sugieren que mejora el nivel de azúcar en sangre en los diabéticos y reduce los factores de riesgo cardiovascular, como la obesidad. Otros informan picos en el colesterol "malo", problemas cardíacos e hipoglucemia. Para aumentar la incertidumbre, su eficacia como tratamiento para perder peso ni siquiera ha sido clínicamente probada, dicen los expertos. Lo que queda es evidencia anecdótica y personas de todos los rincones de la web, incluidos médicos, nutricionistas y celebridades, delirando o despotricando al respecto.

"Tengo la mente abierta cuando los pacientes acuden a nosotros con dietas o tendencias nutricionales, especialmente porque aprecio que se hayan interesado en su salud", dijo Neel Chokshi , MD, MBA, profesor asociado de medicina clínica y director médico de el programa de fitness y cardiología deportiva de

Penn Medicine. "A menudo no tenemos muchos datos que nos guíen sobre los efectos positivos o negativos, por lo que soy cauteloso al decir que esto es lo correcto y no lo correcto. Creo que la dieta es importante y tengo un interés personal en muchos de estos enfoques de la nutrición, pero lo que comparto con los pacientes es principalmente mi opinión informada basada en la mayor cantidad de ciencia posible".

Una Breve Historia De La Dieta Cetogénica

¿Cómo surgió la idea de convertir un proceso natural de nuestro cuerpo en una dieta potente capaz de ayudarnos a perder kilos de más rápidamente y de potenciar nuestra salud en general?

Cuando estamos interesados en experimentar con una dieta en particular, es normal que seamos inquisitivos acerca de sus orígenes. Por ello a continuación se hablará brevemente sobre la historia de la dieta cetogénica:

Como el ayuno también desencadena la cetosis habría que hacer referencia a las primeras consideraciones entorno a los beneficios de este hacia la salud. Es allí como nos remontamos a civilizaciones antiguas como la Griega.

De hecho, precisamente en la civilización Griega surgieron las primeras hipótesis sobre el ayuno como forma de potenciar la salud y llegó incluso a emplearse este para tratar los ataques epilépticos, ya que los doctores de la época determinaron que existía una mejoría en la condición de los pacientes que sufrían esta enfermedad cuando se aplicaban restricciones en la ingesta de alimentos.

Famosos filósofos como Aristóteles e Hipócrates abogaron por las ventajas de esta práctica.

Otras civilizaciones antiguas practicaban el ayuno pero lo hacían con fines religiosos dentro de sus rituales y por ello no existe necesidad de ahondar en ese tema.

Ahora bien, inspirados por su práctica en años remotos surgieron los primeros estudios modernos sobre los efectos de la restricción de la dieta y los beneficios que esto podía traer consigo a los epilépticos.

Existían los registros pero no una explicación de porqué ocurría la disminución en los ataques.

El ayuno y el consumo mínimo de carbohidratos indujeron la cetosis, y los cuerpos cetónicos fueron más fáciles de absorber para el cerebro. He allí la explicación de porqué la restricción de la dieta mejoraba la condición de los epilépticos.

Cuando se desencadenaba la cetosis el cerebro de estos funcionaba mejor. Tan simple como eso.

Aunque en años posteriores la dieta cetogénica perdió popularidad entorno a su propósito médico favorecedor de la epilepsia con el surgimiento de fármacos para tratar esta. No fue así entorno a sus ventajas para bajar de peso y sus otros beneficios, por lo que la misma continuó popularizándose y hoy en día sigue constituyendo el régimen alimenticio de muchos que desean favorecerse con ella y con el proceso de cetosis.

La Realidad Sobre Las Dietas Bajas En Carbohidratos

Como su nombre lo indica, esta dieta reduce los carbohidratos de la dieta, incluidos muchos alimentos comunes que contienen azúcares y/o almidones. Para compensar esta reducción, se puede aumentar la ingesta de proteínas y grasas. Sin embargo, con frecuencia, las personas que hacen dieta baja en carbohidratos no reemplazan por completo las calorías de la reducción de carbohidratos y, como resultado, pierden peso.

Esta dieta tiene muchas cualidades positivas, pero una alta ingesta de grasas saturadas de origen animal puede anular estas ventajas. Se promocionó una versión, la dieta Atkins, para facilitar la pérdida de peso. Un problema con la interpretación de "bajo en carbohidratos" es que no hay consenso sobre qué tan bajo es "bajo".

Eslogan del fundamento de la salud: Restringir los carbohidratos ayuda a perder peso y resuelve muchos problemas metabólicos.

Análisis: Dependiendo de qué tan bajo en carbohidratos vaya, una dieta baja en carbohidratos potencialmente restringe múltiples alimentos comunes, incluidos granos, legumbres, frutas, panes, postres, pastas y vegetales con almidón. Particularmente prohibidos son los productos procesados que contienen harina y azúcar. Las fuentes de alimentos más altas en proteínas y grasas toman su lugar, como carnes, huevos y nueces.

Los beneficios potenciales de la dieta son muchos, incluyendo ayudar a revertir la resistencia a la insulina, una etapa temprana en el desarrollo de la diabetes tipo 2. Lo hace al restaurar el procesamiento normal de carbohidratos. Al limitar el consumo de carbohidratos, el cuerpo ya no se ve obligado a hacer frente a un gran aumento repentino de azúcar. Además, las personas que siguen esta dieta pueden sentir menos hambre cuando restringen las calorías, lo que facilita la pérdida de peso (al menos a corto plazo).

El científico de nutrición de Stanford, Christopher Gardner, PhD, estudió la pérdida de peso a largo plazo y demostró beneficios favorables similares de una dieta baja en carbohidratos frente a una baja en grasas cuando ambos enfoques se centraron en opciones saludables.

El valor nutricional de los alimentos limitados en carbohidratos varía mucho. Por ejemplo, la carne no tiene carbohidratos, pero si se aumenta la ingesta de carne para reemplazar los carbohidratos, esto puede aumentar las grasas saturadas desfavorables. Curiosamente, en el estudio de pérdida de peso de Gardner, el grupo que siguió una dieta saludable baja en carbohidratos no tuvo efectos metabólicos adversos. Este grupo disminuyó las calorías totales casi únicamente al restringir los alimentos ricos en carbohidratos, sin aumentar sustancialmente la ingesta de proteínas o grasas saturadas.

Si la restricción de carbohidratos va más allá de los azúcares agregados y los granos refinados, hasta el punto de restringir las verduras, los granos integrales y los frijoles/legumbres, esto puede provocar deficiencias de vitaminas y minerales. Y, si la ingesta de carbohidratos es lo suficientemente baja, la cetosis puede ocurrir acompañada de náuseas, dolor de cabeza, efectos físicos y mentales y mal aliento. Además, las principales fuentes de fibra son los alimentos ricos en carbohidratos, y las dietas bajas en fibra aumentan el riesgo de cáncer de colon y pueden tener efectos negativos en el microbioma intestinal.

Fácil de seguir?: Dependiendo de qué tan severa sea la restricción de carbohidratos, esta dieta puede ser difícil de seguir porque puede restringir drásticamente la ingesta de la mayoría de los principales grupos de alimentos, incluidas frutas, frijoles/legumbres, granos, vegetales con almidón y productos lácteos.

Brownies De Calabaza

Ingredientes (Brownies):

2 cucharada. canela

2 cucharada. pastel de calabaza especias

4 cucharaditas extracto de vainilla

1 cucharadita bicarbonato de sodio

1/2 cucharadita sal marina

2 taza de concentrado de crema de coco

6 huevos de tu granjero local

1 taza de miel orgánica cruda

1 taza de puré de calabaza

1/2 taza de cacao orgánico en polvo

Ingredientes

1 cucharadita vainilla

1 cucharadita pastel de calabaza especias

8 cucharadas manteca vegetal o mantequilla alimentada con pasto

4 cucharadas. miel orgánica cruda

Proceso (Brownies):

1. Precaliente el horno a 350 °F. Mezcle todos los ingredientes del brownie en un tazón usando un
2. batidora de mano.
3. Vierta la masa en un molde para muffins engrasado. Puedes
4. también use una fuente para hornear de 8 × 8 pulgadas.
5. Coloque en el horno y hornee durante 35 a 40 minutos.
6. o hasta que sus brownies pasen la prueba del palillo.

7. Retire del horno y deje enfriar.

Proceso (Glaseado):

1. Coloque todos los ingredientes del glaseado en un tazón y mezcle hasta que estén bien combinados.
2. Utilizar y servir a temperatura ambiente.
3. Asegúrese de que sus brownies estén fríos, cubra con
4. glaseado y servir. ¡Disfrutar!

Ataques Cardíacos Y Dieta Cetogénica

Se cree que una dieta rica en lípidos aumenta el riesgo de enfermedades del corazón porque comer lípidos aumenta el colesterol. El temor de sufrir problemas cardíacos al comer muchos lípidos es un pensamiento desfasado. La realidad es otra, según muestran las más recientes investigaciones científicas[9].

Es el momento de hablar del colesterol.

Como dijimos, nadie habla ya sobre que el colesterol es únicamente malo. También hay un colesterol "bueno". Así lo refiere, por ejemplo, una página como "bajarelcolesterol.es".

La situación no es tampoco así. Vamos a tratar de echar luz sobre esta zona oscura, porque muchas veces se quiere bajar el colesterol, o se quiere bajar el colesterol "malo", y más que *bajarlo*, hay que equilibrarlo. Debes considerar que el colesterol, así como las grasas y otras sustancias en nuestro cuerpo, no están simplemente para obstruir nuestras arterias y causar infartos; eso solo ocurre cuando se vuelven inmanejables. Hay muchos procesos de nuestro organismo que requieren de colesterol, y están relacionados con la producción de hormonas sexuales, por lo que se puede afirmar que no habría vida sin colesterol. Además, es partícipe de la metabolización de la vitamina D, fundamental para la absorción del calcio y fósforo, que conlleva a una mejoría de los huesos y músculos. La misma creación de células tiene como componente al colesterol. Aparte, al ser capaz nuestro cuerpo de producir colesterol, consumir alimentos con colesterol simplemente lo aliviará de hacer ciertos procesos.

Como veremos con respecto a muchos alimentos, no es el problema el consumo, sino el equilibrio. Tenemos que saber que hay hasta cinco moléculas diferentes de colesterol, no solamente el HDL y el LDL pero nos vamos a centrar en este par por ahora. Las moléculas de colesterol HDL limpian de grasas a las células, por eso se le conoce como el "bueno", mientras que el tristemente célebre LDL es quien se encarga de llevarles grasas a los tejidos celulares. Pero si las lleva es porque es un proceso que necesitan nuestros tejidos. Los tan temidos riesgos al sistema cardiovascular se dan por tres factores, y solamente uno de ellos está realmente relacionado con el colesterol que consumimos:

Primero debemos considerar que hay un ciclo entre el LDL y el HDL: cuando hay más presencia de colesterol malo se da el primer factor, que termina en arterias comprometidas.

Segundo, las arterias ya están dañadas previamente, lo que permite al colesterol adherirse y formar las placas que terminan obturando las arterias. Cuidar las arterias es crucial, ya que en arterias sanas no puede haber acumulación de grasas. La dieta keto protegerá tus arterias si sigues sus recomendaciones.El tercer punto es una consecuencia de los dos primeros y se da cuando se oxidan las grasas que transportan el colesterol. Este punto es más complejo, porque deberíamos mencionar a factores coagulantes (trombos), que en lugar de reparar las arterias, las siguen inflamando, generando más daño y predisponiendo a la acumulación de la grasa en las arterias, hasta que las mismas colapsan.

Albóndigas De Pollo

Ingredientes:

-2 cucharada de mayonesa

-2 cucharadita de cebolla en polvo

-2 cucharadita de ajo en polvo

-2 cucharadita de sal marina rosa

-2 cucharadita de pimienta negra molida

-2 taza de salsa de alitas de pollo

-2 carne de pollo picada

-2 huevo batido

-4 ramitas de cebolla verde, finamente picadas

-2 tallo de apio finamente cortado en cubitos

-2 cucharada de harina de almendras o coco

Preparación:

1. Precaliente el horno a 450. Rocíe una bandeja para hornear con aceite en aerosol antiadherente o engrase con aceite de oliva, aceite de coco o mantequilla.
2. En un tazón grande, combine todos los ingredientes, menos la salsa. Mezclar bien.
3. Usa tus manos para formar bolas de 2cm, la mezcla estará pegajosa.
4. Si lo desea, coloque una pequeña cantidad de harina de almendras o coco para espolvorear sus palmas.

5. Coloque las albóndigas en una sartén. Hornee por 25 a 30

6. minutos o hasta que el centro haya alcanzado los 200º

7. Retira las albóndigas del horno.

8. Coloque en una sartén u olla a fuego medio bajo.

9. Cubrir con salsa.

10. Continúe cocinando hasta que la salsa se caliente.

Brochetas De Cordero Con Adobo Verde

Para 2

Ingredientes:

Para las brochetas de cordero:

- 2 cucharadita de ajo, finamente picado

2 cebolla mediana, finamente picada

- Un puñado de cilantro fresco, finamente picado

2 cucharadita de comino molido

••

2 cucharadita de cilantro molido

•

1 de cucharadita de pimienta molida

14 onzas de cordero molido

•

2 cucharadita de jengibre, finamente picado

•

•

Para una mezcla de salsa verde:

4 cucharaditas de aceite de oliva

-

4 tomates, picados en trozos grandes

-

Jugo de 1 limón

-

Ralladura de 1 limón, rallado

4 cebolletas pequeñas, finamente picadas

-

4 cucharaditas de aceitunas, sin hueso, rebanadas

-

1 manojo de perejil picado
-

1 manojo de cilantro, picado
-

-

Método:

1. Para hacer kebabs: Agregue todos los ingredientes del kebab en un tazón y mezcle bien.
2. Divida la mezcla en 10 a 15 porciones iguales y forme bolas.

3. Sostén la pelota entre tus palmas y dale una forma ligeramente alargada.

4. Inserte suavemente un pincho de metal en él.

5. Lleve con cuidado el kebab al extremo inferior de la brocheta.

6. Del mismo modo, ensarte 5 a 10 brochetas más en las brochetas.
7. Repita con las 5 a 10 bolas restantes en otro pincho.

8. Coloque las brochetas en una bandeja para hornear y coloque la bandeja para hornear en el heladera por una hora.

9. Mientras tanto, agregue todos los ingredientes de la salsa a un tazón y mezcle bien.

10. Tape y deje reposar unos minutos para que se asienten los sabores.

11. Retire las brochetas del refrigerador y precaliente una parrilla.

12. Asa las brochetas a la parrilla.

13. Gire las brochetas con frecuencia hasta que estén cocidas.

14. Retire con cuidado las brochetas de las brochetas y sirva con salsa.

Ensaladas

2 - Ensalada De Carne

Ingredientes

2 1 de tomates peritas

2 cebolla cortada en rodajas

1 taza de queso azul (o queso a gusto) cortado en trocitos o rallado

Sal y pimienta a gusto

Aceite de oliva

1 kilo de carne

4 cucharadas de manteca

4 lechugas lavadas y preparadas para ensalada

Preparación

1. Coloque una sartén a fuego moderado con la manteca
2. Condimente el pollo con sal y pimienta a gusto y dore el mismo en la sartén de ambos lados
3. Agregue el caldo de pollo y cocine por unos 25 a 30 minutos
4. Coloque el pollo en una fuente y guarde la mitad del caldo en la sartén.
5. Mezcle el resto de los ingredientes e incorpore a la sartén con el caldo de pollo.
6. Cocine por unos minutos y agregue el pollo, rocíe el pollo con el queso y tape.
7. Cocine por unos 5 a 10   minutos hasta que el queso se derrita.
8. Sirva con una porción de arroz de coliflor

Camarones Coliflor Arroz Frito

Ingredientes

4 cucharadas de aceite de coco

2 huevo batido

240 gramos de camarones pelados y cocinados

½ taza de castañas de cajú

6 tazas de coliflor

6 cucharadas de manteca

2 cebolla picada

½   taza de zanahoria cortada en cuadraditos

50 gramos de tocino

Preparación

1. Colocar el coliflor en un procesador y procesar para formar el arroz
2. En una sartén a fuego moderado colocar la manteca y cuando se derrita agregar la cebolla, las zanahorias y el tocino cortado en trocitos.
3. Cocinar hasta que las zanahorias estén cocidas
4. Incorporar el arroz de coliflor a la sartén y mezclar bien con todos los ingredientes y cocinar por unos 5 a 10 minutos
5. En otra sartén hacer el huevo revuelto y condimentar con sal y pimienta a gusto
6. Agregar el huevo revuelto a la sartén que contiene el arroz de coliflor.
7. Agregar los camarones y las castañas de cajú , combinar todo y cocinar por unos minutos

Huevos Preparados Con Albahaca Y Mantequilla

Ingredientes:

- 8 cucharadas de albahaca fresca

- Sal

- 4 oz. mantequilla

- 8 huevos

- 8 cucharadas de crema de coco o leche de coco o crema agria

Preparación:

1. Coloca una sartén antiadherente a fuego lento y derrite la mantequilla.
2. Mientras tanto, en un tazón pequeño bate los huevos, la crema de coco, la albahaca y la sal.
3. Vierte en una sartén.
4. Con una espátula, revuelve los huevos y cocina hasta que alcancen el p unto deseado.
5. Deja enfriar.
6. Divide uniformemente en las porciones sugeridas.

Tortilla De Champiñones

Ingredientes:

- 6 oz. de mantequilla para freír

- 6 oz. De queso rallado

- 18 champiñones

- 18 huevos

- 1/2   de cebolla

- Sal y pimienta

Preparación:

1. Coloca una sartén antiadherente a fuego medio.
2. Mientras tanto, en un tazón grande bate bien los huevos, la sal y la pimienta.
3. Añade la mantequilla a la sartén y deja que se derrita.
4. Agrega los champiñones y la cebolla. Saltea durante 5 a 10 minutos.
5. Añade los huevos.
6. Tapa y cocina a fuego a medio bajo durante 8 minutos.
7. Agrega el queso encima.
8. Tapa y continúa cocinando por otros 5 a 10 minutos.
9. Dobla por la mitad y cocina hasta que los huevos estén dorados por debajo.
10. Deja enfriar y sirve según las porciones recomendadas.

La Combinación De Mantequilla De Maní Y Chocolate.

Ingredientes:

1/2   taza de edulcorante sustituto de azúcar de confitería

1 cucharadita de canela molida

1-5 de taza de copos de coco sin azúcar

1/2 de taza de cortezas de cerdo, trituradas

Una pizca de nuez moscada rallada

2 barrita de mantequilla a temperatura ambiente

1/2 de taza de mantequilla de cacahuete

1/2 de taza de cacao en polvo sin azúcar

Instrucciones paso a paso:

1. Derrite la mantequilla y la manteca de cacahuete hasta que estén suaves y uniformes.
2. Añade el resto de los ingredientes y mezcla bien hasta que todo esté combinado y amalgamado.
3. Cubre una bandeja de horno con un tapete de silicona para hornear, luego vierte la mezcla en la bandeja.
4. Coloca en el congelador durante 2 hora hasta que esté listo para servir.

i

Mug Cake De Vainilla

Ingredientes:

8 cucharadas de polvo de fruta del monje

2 cucharadita de bicarbonato de sodio

8 cucharadas de leche entera

2 cucharadita de vainilla

Una pizca de sal

Una pizca de ralladura de nuez moscada

8 cucharadas de harina de cáscara de psilio

4 cucharadas de semillas de lino molidas

10 cucharadas de harina de almendras

Instrucciones paso a paso:

1. Combina bien todos los ingredientes en dos tazas ligeramente engrasadas.
2. Luego, pon las tazas en el microondas durante 2 minuto.
3. Saca del microondas y disfruta de tus pasteles.

Sopa De Brocoli Keto

INGREDIENTES

- -320 g. queso cheddar rallado
- -sal
- 10 onzas de brócoli
- 2 tallo de apio
- 2 zanahoria pequeña
- - 1 cebolla
- -aceite de oliva
- 2 taza de caldo de pollo
- 2 taza de crema batida espesa

INSTRUCCIONES

1. En una olla agregue el aceite de oliva a fuego medio
2. Agregue la cebolla, la zanahoria, el apio y cocine durante 5 a 10 minutos.
3. Agregue el caldo de pollo y cocine a fuego lento durante 5 a 10 minutos
4. Agregue el brócoli y la crema.
5. Espolvorea el queso y sazona con sal.

Sopa De Pollo Keto

INGREDIENTES

- 2 taza de salsa

- 320 g. de queso crema

-aguacate

- 4 cucharadas de condimento para tacos

- 2 taza de caldo de pollo

- 4 pechugas de pollo deshuesadas

- 1000 g. de tomates cortados en cubitos

- 1 cucharadita de sal

Instrucciones

1. En una olla de cocción lenta coloque todos los ingredientes y cocine durante 5-10 horas o hasta que el pollo esté tierno
2. Batir el queso crema en el caldo
3. Cuando esté listo, retire y sirva

www.ingramcontent.com/pod-product-compliance
Lightning Source LLC
Chambersburg PA
CBHW060621030426
42337CB00018B/3130